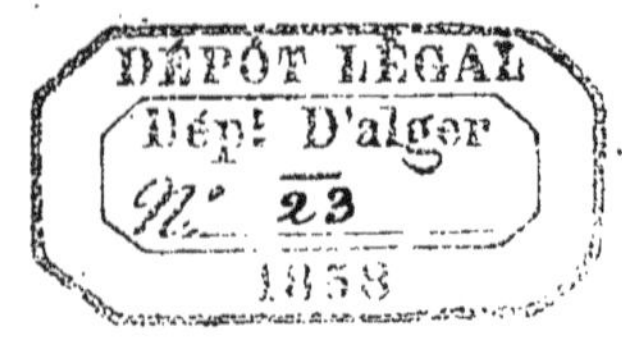

NOUVELLES CONSIDÉRATIONS

LES EFFETS THÉRAPEUTIQUES

DE L'HÉMOSPASIE.

Alger. — Imprimerie de A. BOURGET, rue Sainte. n° 2.

NOUVELLES CONSIDÉRATIONS

SUR

LES EFFETS THÉRAPEUTIQUES

DE L'HÉMOSPASIE

d'après

DES OBSERVATIONS PRATIQUES RECUEILLIES

EN ALGÉRIE

Par T. JUNOD

Docteur en médecine de la Faculté de Paris,
spécialement attaché aux Hôpitaux du département de la Seine,
lauréat de l'Institut de France
(Académie des sciences), membre de plusieurs Sociétés savantes, etc.

PARIS

CHEZ L'AUTEUR, 25, RUE ROYALE SAINT-HONORÉ

et

CHEZ J.-B. BAILLIÈRE, 19, RUE HAUTEFEUILLE.

1858

NOUVELLES CONSIDÉRATIONS

SUR

LES EFFETS THÉRAPEUTIQUES

DE L'HÉMOSPASIE.

***

Les nombreux succès que compte déjà l'*Hémospasie*, la généralisation de cette méthode puissante de dérivation, dans les hôpitaux civils de Paris ; les rapports favorables dont elle a été l'objet, les récompenses qu'elle m'a values de la part des sociétés savantes et de l'Institut national de France, me dispensent aujourd'hui d'entrer dans de longs détails sur les principes physiques et les importantes considérations d'utilité thérapeutique qui lui servent de base ; il me suffira de les rappeler en peu de mots aux praticiens de l'Algérie, auxquels un long éloignement de la mère-patrie n'avait peut-être pas encore permis de voir fonctionner mes appareils.

J'ai démontré, il y a plus de vingt ans, dans un premier Mémoire lu à l'Académie des Sciences, que le vide opéré, à l'aide d'une grande ventouse, sur une large surface du corps, déterminant une grande portion du sang à se déplacer, il se produisait alors des phénomènes analogues à ceux qui suivent les évacuations sanguines générales. On réalise complétement ainsi tous les avantages de la saignée, en évitant les inconvénients inséparables de la perte définitive d'une plus ou moins grande partie de la masse totale du sang.

Depuis cette époque, mes expérimentations devant les praticiens, mes différentes publications n'ont eu qu'un but : celui de prouver que la méthode *hémospasique* peut, dans une multitude de circonstances, non-seulement remplacer la Phlébotomie, mais encore être substituée aux médications dites *héroïques,* ou leur servir de puissant auxiliaire, tant son action sur l'économie est énergique.

Appelé, dans ces derniers temps, par des motifs qu'il est inutile de rapporter, à passer l'hiver en Italie, je me suis trouvé naturellement entraîné au désir de traverser la Méditerranée, pour aller expérimenter, en Algérie, une méthode de traitement qui devait, ce me semble, s'adapter particulièrement aux affections congestives d'un climat chaud, et répondre en même temps à cette indication capitale de leur thérapeutique : *éviter, autant que possible, de tirer du sang.* Nulle part, en effet, plus que dans les latitudes méridionales, il ne convient d'éviter toute dépression prolongée et définitive des forces, tout affaiblissement profond de l'économie, qui, en détruisant la résistance de l'organisme, le rendent accessible aux maladies endémiques, la fièvre et la dyssenterie, notamment.

Avant de transcrire les résultats de mes tentatives dans cet ordre d'idées, qu'il me soit permis d'acquitter une double dette de reconnaissance. D'abord, envers S. Ex. le Ministre de la guerre, qui, sur l'exposé que je lui ai fait de mon but d'être utile à la médecine algérienne, a daigné m'accorder toutes facilités pour mon voyage, — puis envers MM. les Officiers de santé militaires de tous grades, dont j'ai si largement éprouvé l'intérêt et la bienveillance, à Alger comme à Blidah.

§ 1er. OBSERVATIONS.

A. *Affections externes et sporadiques.*

I. — Salle 20, n° 17. — C***, adjudant sous-officier au 56° de ligne, arrivé en Afrique, le 9 avril 1856 (constitution forte, tempérament sanguin), est entré à l'hôpital du Dey, le 21 mars 1858, atteint de douleurs rhumatismales au genou droit, sans gonflement, sans atrophie, sans rougeur : exacerbations fréquentes. '

Paroxysmes les 23, 24, 25, 26 et 28 mars. — 1re Application de la grande ventouse, le 5 avril à sept heures du soir, pendant vingt minutes (jambe gauche) : (quatre-vingts pulsations), cinq minutes après, sentiment de pesanteur à la jambe et de picotement à la peau, fraîcheur aux mains, surtout aux doigts, moiteur. Pouls à soixante, au bout de quinze minutes, petit, souple, quarante pulsations, transpiration ; après vingt minutes, on retire l'appareil. Huit centimètres d'augmentation en circonférence, autour du mollet.

2e Application de la ventouse, le 7 avril, à trois heures du soir pendant quinze minutes (jambe droite).

La diminution de la douleur avait été notable après la première application ; toutefois, des douleurs légères se firent sentir au genou droit, le 6 avril, à quatre heures du matin ; ce qui motiva une nouvelle application de l'appareil à ce membre.

3e Application, le 9 avril, à la jambe droite. — 10 Avril, douleurs légères à la jambe gauche seulement , vers une heure du matin. — 12 Avril, bain sulfureux : le malade est en bonne voie de guérison.

II. — Salle 3, no 34. — É***, du 18e chasseurs à pied, tempérament sanguin, en Afrique depuis le 31 août 1856, est entré à l'hôpital le 7 février 1858, pour y être traité d'un corps mobile, dans l'articulation du genou droit. Il a été opéré le 29 mars, par M. le Dr A. Bertherand, qui a pratiqué l'extraction d'après le procédé de Syme.

Toutes les précautions ont été prises pour bien détruire le parallélisme de l'incision cutanée avec l'incision de la capsule. L'opération terminée, le genou a été immédiatement soumis à des irrigations froides continues. Les trois premiers jours suivants, aucun trouble local ou général ne se manifeste. — Le 1er avril, fièvre, nuit mauvaise, peau chaude, langue sèche, élancements au genou, spasmes fréquents qui éveillent des douleurs lancinantes. A la visite du matin, 1re application de la grande ventouse ; le pouls qui était à cent-vingt est ramené à soixante-huit. Il devient filiforme et la peau jusqu'alors sèche se couvre de moiteur. Après quinze minutes, sommeil calme de quatre heures. Le 2 avril, la nuit a été bonne : vers le soir le pouls s'accélère de nouveau, des élancements commencent à se faire sentir, non plus au genou seulement, mais à la partie interne du mollet.

2ᵉ Application de la grande ventouse, à sept heures du soir. Mêmes phénomènes, la douleur a cédé rapidement ainsi que la céphalalgie : la vue qui était un peu obscurcie a été ramenée à son état normal. Cette dernière application, comme la precédente fut suivie immédiatement d'un sommeil prolongé ; on a pu remarquer, que non-seulement la peau avait repris ses fonctions perspiratoires, mais que la sécrétion un moment suspendue de la muqueuse linguale avait subi la même influence.

III. — Salle 2, nᵒ 3. — G''', de constitution forte, tempérament sanguin, entré, le 9 avril 1858, à l'hôpital militaire du Dey, est atteint de contusion au genou droit, avec douleurs vives, agitation, inquiétude, face vultueuse, pouls à quatre-vingt-seize. Application immédiate de la grande ventouse, sur la jambe gauche: soulagement instantané, abolition de l'eréthisme, sommeil calme, pendant toute la nuit. Le lendemain, la réaction s'étant opérée, la circulation avait repris une certaine activité. M. le Dʳ A. Bertherand fit pratiquer une saignée du bras ; quelques bains et quelques frictions résolutives ont amené une prompte guérison.

IV. — M. M''', officier d'artillerie, grand, fort, très sanguin, est entré à l'hôpital du Dey, pour une conjonctivité partielle du globe oculaire. Les vaisseaux de la muqueuse présentent, en effet, un bourrelet saillant rougeâtre. Il y a une sensation prononcée de gêne dans les mouvements de la paupière sur le globe de l'œil. M. M''', qui a déjà subi un premier traitement émollient et antiphlogistique, est très inquiet, cette préoccupation morale ne contribue pas peu à développer chez lui une céphalalgie intense M. le Dʳ A. Ber-

therand, avait prescrit déjà, un traitement révulsif énergique par les purgatifs, lorsque ma présence à l'hôpital lui
suggéra l'idée de faire appliquer la grande ventouse. Au
bout de vingt-cinq minutes, le malade assis sur le bord de
son lit, tombait dans un collapsus complet. Replacé aussi-
tôt dans la position horizontale, il eut une abondante sueur:
la journée fut bonne et le lendemain matin, à la visite,
l'œil était moins turgescent, moins animé, moins doulou-
reux. La convalescence, ne tarda pas à se dessiner, à la fa-
veur de quelques topiques astringents et résolutifs.

V. — M. B. W***, lieutenant en 1er de vaisseau, âgé de 52
ans, de constitution forte, tempérament sanguin, est entré le
8 avril 1858 à l'hôpital militaire du Dey, à six heures du soir.

— Atteint anciennement de coliques sèches, au Sénégal, cet
officier se trouva pris, le 4 avril 1858, de méningite aiguë,
avec accès caractérisés par du délire. Le 7 avril, l'appareil à grande ventouse, appliqué pendant vingt minutes, dé-
termina les phénomènes habituels. Sommeil consécutif pendant deux heures : au réveil, le malade a repris connaissan-
ce, mais pour quelques heures seulement. Le 8 avril, il est
transporté à l'hôpital militaire du Dey. Seize sangsues en per-
manence sont appliquées au col ; glace sur la tête, vésicatoi-
res aux cuisses, lavement purgatif.

9 avril, lim.-cit.4, glace sur la tête.

10 avril, lim.-cit.4, valériane acidulée, glace sur la tête,
lavement purgatif.

11 avril, lim.-cit.4, tisane de valériane acidulée bis : lavement émollient.

12 avril, lim.-cit.4, valériane acidulée bis : lavement
miellé.

13 avril , lim.-cit.4, valériane acidulée , demi lavements
émollients.

Sorti le 16 avril, en pleine convalescence.

VI. — Un jeune mousse de l'école de marine indigène
d'Alger, est couché au n° 21 de la salle 3 (service des blessés,
à l'hôpital du Dey), atteint d'une paralysie complète du bras

gauche et d'un commencement de paralysie de la jambe du même côté. Aucune cause externe appréciable ne peut rendre compte de cette grave affection chez un enfant de quatorze ans, bien constitué, quoique de formes un peu grêles. M. le D' A. Bertherand a déjà fait appliquer à plusieurs reprises des sangsues aux apophyses mastoïdes ; une céphalalgie assez persistante s'est amendée, mais non complétement. Des bains, des frictions stimulantes de toute sorte, des révulsifs intestinaux ne parviennent pas à tirer le malade de cette situation inquiétante. Le médecin traitant hésite à continuer une thérapeutique déplétive et débilitante : pourtant la paralysie continue, sinon progressive du moins stationnaire.

Mon appareil rencontrait ici une des indications on ne peut plus favorables à son mode d'action. Le jeune Arabe se prêta volontiers à une application qui fut poussée jusqu'à la résolution complète, après vingt-huit minutes environ. Le diamètre de la jambe ventousée, au sortir de l'appareil, s'était accru d'un tiers. Le lendemain et le surlendemain, le malade annonce une amélioration marquée, « le bras, dit-il, est moins lourd. » Ces modifications décidèrent une deuxième séance de même nature que la première. Cette fois le mieux fut plus prononcé et les mouvements reparurent dans les membres affectés. Douze jours après, la guérison était complète.

B. — *Clinique médicale.— Affections intermittentes.*

VII.— Salle n° 28.— B***, du 65ᵉ de ligne, âgé de 24 ans, arrivé en Afrique le 3 novembre 1856, taille de 1 mètre 580 millimètres, est entré le 2 avril 1858, à l'hôpital du Dey, atteint, depuis un mois, de fièvre tierce récidivée, contractée à Blidah.

Accès complet : frissons un quart d'heure, chaleur une demi-heure, sueurs très prolongées, embarras gastrique : bronchite, congestion pulmonaire du côté droit, palpitations de cœur.

Le 3 avril, survint, à huit heures du matin, un accès ca-

ractérisé par de la céphalalgie et des palpitations de cœur:
le malade ayant été assis sur le bord de son lit, l'une des ex-
trémités inférieures fut placée dans la ventouse et, en dix
minutes, une sueur abondante amena une détente générole
et un calme complet. — Un très léger paroxisme reparut à
deux heures du soir.

Le 4 avril (quatre-vingt pulsations) : 2e application de la
grande ventouse le matin, pendant dix minutes.

Le 5 avril, pas d'accès, 3e application de la grande ventouse, le soir.

Suspension de l'emploi de la ventouse, pas d'accès durant
les 7, 8, 9 et 10 ; le 11 retour d'un accès. Depuis, ce malade a été soumis aux fébrifuges ordinaires qui, au bout de
quelques jours, ont coupé définitivement les accès.

VIII. — Salle 2 bis, no 29. — Le sieur L***, du 56e de ligne,
profession de serrurier, arrivé en Afrique le 31 août 1856,
constitution forte, tempérament sanguin, a fait partie de la
1re division expéditionnaire de Kabylie, en 1857 : admis à
l'hôpital du Dey, le 21 mars 1858, il est atteint de fièvre quotidienne survenant à trois heures du soir, plusieurs fois récidivée pendant huit mois et donnant lieu à une 5e entrée à
l'hôpital : la dernière rechûte date de huit jours.

Engorgement des viscères abdominaux. Cachexie palu-
déenne, bronchite : administration de 0,8 sulfate de quinine,
les trois premiers jours ; potion avec tartre stibié 0,3 le 21
mars: looch kermétisé à 0,5 les 22, 23, 24 mars, pédiluve si-
napisé.

Application de la grande ventouse, le 24 mars, à huit
heures et demie du matin, pendant quarante-cinq minutes.

La circonférence du mollet est augmentée de 8 centimètres:
sensation de picotement à la peau, vers la fin de l'application.

Quatre-vingt pulsations avant l'opération, pendant laquelle
les oscillations ont lieu entre 76 et 92. Alternatives de force
et de petitesse.

Pouls devenu insensible, toux moins douloureuse le 25
mars. Convalescence à dater de ce jour.

IX. — V***, brigadier, à la 1re compagnie d'armuriers d'artillerie, âgé de vingt-quatre ans, depuis deux ans en Afrique, était habituellement bien portant, lorsque, le 16 mars 1858 et jours suivants, il éprouva une lassitude presque continuelle. Le soir du quatrième jour, en se couchant, il fut pris d'un accès complet de fièvre intermittente.

Le 7 avril, il entre à l'hôpital du Dey, salle 4.

L'accès quotidien devant venir le soir, vers six heures, l'application de la grande ventouse eut lieu, deux heures avant son retour présumé : cet accès a manqué.

Le 9, nouvelle dérivation ; pas d'accès.

Le 10, cessation de la dérivation par suite d'une circonstance indépendante de notre volonté ; retour de l'accès.

Le 16, malgré l'emploi du sulfate de quinine, la fièvre persiste encore. — Obligé de partir pour Blidah, nous avons dû borner là nos expérimentations.

X. — Salle 2 *bis*, n° 34. — M***, du 1er chasseurs d'Afrique, entré à l'hôpital du Dey, le 28 mars 1858, atteint de fièvre quotidienne. Récidive tous les quinze jours. Traitement par le sulfate de quinine.

Le 29, frisson très intense, à deux heures de l'après-midi. La réaction est très vive et accompagnée d'une céphalalgie atroce et d'une vive douleur dans le flanc gauche ; la rate est volumineuse.

Le malade ayant été assis sur le bord de son lit, dans la position semi-verticale, la dérivation fut opérée à l'aide de la grande ventouse, et le calme le plus complet arriva en moins de dix minutes. Cette application fut suivie d'un sommeil réparateur. Depuis, ce malade a marché vers la guérison, après avoir pris, toutefois, quelques doses de sulfate de quinine.

XI. — Salle 4, n° 57. — H***, du 1er zouaves, tempérament sanguin ; en Afrique depuis l'année 1855, est entré à l'hôpital du Dey, le 29 mars 1858, atteint de fièvre tierce, jours pairs.

29 mars, application, à son entrée (trois heures du soir),

en présence du chirurgien de garde , de l'appareil hémospasique. Le malade présentait une violente céphalalgie,
hébétude, prostration extrême, chaleur sèche à la peau, pouls
à cent vingt-cinq pulsations, gastralgie, coliques. Sous l'influence de l'appareil dérivatif (quinze minutes d'application),
la céphalalgie a graduellement et complétement disparu,
ainsi que les douleurs gastro-abdominales ; le pouls réduit à
l'état filiforme, ne donnait plus que soixante-dix pulsations ;
moiteur de la peau : au bout de vingt minutes, terme de la
séance, sommeil prolongé pendant quatre heures, accompa-
gné d'une transpiration abondante.

La fièvre n'a pas reparu pendant quatre jours. Le 2 avril,
un accès est revenu, ce qui a nécessité l'emploi de quelques
doses de sulfate de quinine et de vin de quinquina : la fièvre
a complètement cédé depuis, et, aujourd'hui, 16 avril, le
malade est en convalescence.

XII. —Salle 2, n° 33. —A***, de la 12e section des ouvriers
d'administration, profession de boulanger, incorporé à comp-
ter du 30 novembre 1855, arrivé en Afrique le 22 décem-
bre 1855 : fort, tempérament bilieux, est entré à l'hôpital du
Dey, le 29 mars 1858, atteint depuis six mois et demi de
fièvre quotidienne. Plusieurs récidives : 1re entrée, à Au-
male ; 2e entrée, au Dey, rechûte depuis six jours ; 4e entrée,
à l'hôpital du Dey, bronchite.

30 mars, accès de fièvre à six heures du matin, pas
de chaleur : à huit heures du matin, transpiration, cent vingt
pulsations. Application de la grande ventouse à neuf heures
du matin, pour combattre une céphalalgie violente à laquelle
l'accès venait de donner lieu. En moins de dix minutes, la dérivation opérée amène un calme parfait et abrége la durée de
l'accès qui se termine incontinent par une sueur copieuse.

Quelques doses de sulfate de quinine suffirent ensuite pour
prévenir le retour des accès et le malade entra en convalescence.

III. — Sur un jeune homme en traitement à l'hôpital militaire de Blidah, pour fièvres intermittentes quotidiennes

rebelles, l'opération faite dans l'apyrexie a déterminé les phénomènes suivants :

La peau qui s'était décolorée s'est refroidie (surtout à la face), de manière à simuler la période algide du choléra ; cinq minutes plus tard, elle s'est couverte, d'une manière générale, d'une transpiration abondante, le pouls a oscillé de cent vingt à cinquante, dans l'espace de dix minutes. L'accès, qui devait revenir pendant la nuit, n'eut pas lieu.

§ 2. RÉFLEXIONS.

En présence des faits signalés ci-dessus, il m'est permis de penser que de nouvelles expériences seront favorables à une méthode appelée à rendre de grands services dans le traitement des fièvres intermittentes rebelles d'Afrique.

C'est ainsi que nous avons vu, presque constamment, en moins de quinze minutes, le pouls, de violent et pressé qu'il était, réduit à l'état filiforme ; la température du corps, abaissée en raison de la dépression croissante du pouls. Cette décroissance de la calorification pouvait être facilement appréciée au toucher de la langue, et mieux encore, à l'aide d'un petit thermomètre inséré sous cet organe.

En même temps, se manifestait, à la périphérie du corps, une sueur halitueuse, véritable exécrétion éliminatrice qu'il dépendait d'entretenir, soit en prolongeant l'application intermittente de l'appareil, soit en replaçant immédiatement le sujet sous la couverture de laine. — Cette puissante diaphorèse obtenue ainsi le plus souvent par les efforts seuls de la nature, sans intervention du calorique, n'est pas un des effets les moins nouveaux et les moins caractéristiques de notre méthode.

Il est bon de dire, en effet, que grâce à la température climatérique si bénigne de l'Algérie, température qui permet de faire sortir les malades de leur lit sans crainte des refroidissements, j'ai pu constamment placer les sujets de mes observations dans une position verticale (en les fesant asseoir sur le bord de leur lit), ce qui ajoute beaucoup à la puissance de la dérivation et a cet autre avantage, pour le praticien, de réduire de moitié le temps nécessaire à l'obtention d'un état voisin de la syncope.

En réfléchissant à la succession des phénomènes relatés dans toutes les observations recueillies, on ne saurait s'empêcher de saisir une certaine relation entre leur agencement et celui des phénomènes qui constituent l'accès fébrile lui-même : dépression et réfrigération, sueurs avec réaction, réaction lente et graduée, modérable d'ailleurs à volonté, par la continuation facile de l'action dérivatrice.

En tête des bienfaits de cette thérapeutique substitutrice se place, si je ne me trompe : 1° une puissante ressource pour combattre les congestions viscérales et les engorgements organiques qui surviennent si fréquemment, surtout à la suite des accès longtemps répétés ; 2° dans les accès ordinaires, on calme toujours instantanément le malade quelles que soient les douleurs qu'éveillent le paroxysme et la période pyrétique. Pour obtenir plus sûrement ce résultat, il faut quelquefois pousser la dérivation jusqu'à rendre le pouls imperceptible. Ne pourrait-on pas dire ici, qu'on a en quelque sorte désarmé la nature, en retirant du centre de l'organisme la plus grande masse du fluide à l'aide duquel elle congestionne et endolorit les viscères les plus indispensables à la vie ?

En présence des théories qui règnent aujourd'hui dans la science et que je n'ai pas l'intention de discuter ici, sur la cause immédiate des pyrexies intermittentes, je me bornerai à mentionnner une objection que j'ai souvent entendu formuler pendant les applications de mes appareils : c'est qu'une dérivation mécanique ne saurait suffire à elle seule à triompher de phénomènes nés sous l'influence d'un agent miasmatique. Il semble que des effets de nature toxique, ne peuvent être atténués que par l'introduction dans l'économie

de véritables contre-poisons, le sulfate de quinine, l'arsenic,
etc., aidés de toutes les ressources de la médeciné éva-
cuante et éliminatrice, tartre stibié, purgatifs, vomi-purga-
tifs, etc.

Sans vouloir entamer une discussion tout à fait hors de
propos sur cette grave question d'étiologie médicale, qu'il
me soit permis de le dire, en passant : deux ordres de phénomènes bien distincts constituent le cortège des manifes-
tations pyrétiques paludéennes d'Afrique : l'intermittence ou
la rémittence d'une part ; de l'autre, des pertubations organiques, latérales, graves. Ces modalités pathologiques sé-
rieuses ne se bornent pas toujours à compliquer le trouble
infectieux : elles le dominent un très grand nombre de fois,
et, dans les accès dits pernicieux, elles constituent le véritable danger de la maladie.

Or, je le demande de bonne foi, dans cette série impor-
tante d'épiphénomènes congestifs d'une si grave importance,
n'est-ce donc rien que de pouvoir disposer de moyens de dérivation semblables à ceux dont l'étude clinique vient de dé-
montrer l'énergique puissance ?

Il est surtout une catégorie particulière d'affections endémiques algériennes, dans lesquelles la méthode hémospasique est évidemment appelée à rendre les plus grands services. Je veux parler de ces cas de fièvres rebelles, persistantes,
caractérisées par une véritable période chronique ou une in-
terminable convalescence, pendant lesquelles les voies di-
gestives, fatiguées par la maladie et des traitements actifs et
prolongés, ne peuvent plus supporter la médication quinique.
Détourner, chez ces malades épuisés, les congestions viscérales que la débilitation rend d'autant plus dangereuses, est
une indication trop rationnelle, pour que nos confrères de l'Algérie ne me sachent pas quelque gré de leur en avoir indiqué
les moyens en démontrant sous leurs yeux la puissance et
l'opportunité de mes appareils.